AF246550

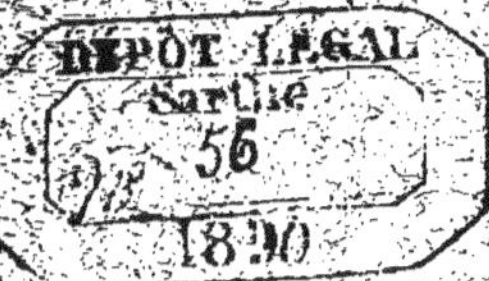
DÉPOT LÉGAL
Sarthe
56
1890

CONGRÈS INTERNATIONAL D'HYGIÈNE & DE DÉMOGRAPHIE

DE 1889

SUR LES

# RÉFORMES A APPORTER A LA LOI ROUSSEL

(23 DÉCEMBRE 1874)

## Concernant la Protection des Enfants du Premier Age

PAR

## M. le Docteur PAMARD

PARIS

BIBLIOTHÈQUE DES *ANNALES ÉCONOMIQUES*

PLACE DE L'ÉCOLE-DE-MÉDECINE

4, rue Antoine-Dubois, 4

1889

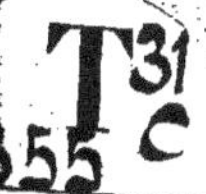
T 31
55 C

CONGRÈS INTERNATIONAL D'HYGIÈNE & DE DÉMOGRAPHIE

DE 1889

SUR LES

# RÉFORMES A APPORTER A LA LOI ROUSSEL

(23 DÉCEMBRE 1874)

Concernant la Protection des Enfants du Premier Age

PAR

## M. le Docteur PAMARD

PARIS

PUBLICATIONS DES *ANNALES ÉCONOMIQUES*

G. RONGIER & Cᵢₑ ÉDITEURS

PLACE DE L'ÉCOLE DE MÉDECINE

4, rue Antoine-Dubois, 4

1889

# SUR LES RÉFORMES A APPORTER A LA LOI ROUSSEL

## (23 DÉCEMBRE 1874)

### CONCERNANT LA PROTECTION DES ENFANTS DU PREMIER AGE

**Par M. le docteur PAMARD.**

Dès le commencement de 1877, grâce à l'initiative du Dr Yvaren, M. de Brancion, préfet de Vaucluse, a organisé le comité départemental de protection de l'enfance; c'est l'année suivante seulement que le préfet, M. Spuller, fit fonctionner le service, voter par le comité un projet de budjet s'élevant à 8,000 fr. (séance du 2 février 1878), et organisa les circonscriptions médicales. Il fut là encore grandement secondé par M. Yvaren, à qui sa double qualité de président du comité, et vice-président du Conseil général, donnait une autorité considérable, qui lui permit d'obtenir de l'Assemblée départementale les fonds nécessaires. Je fais partie du Comité depuis 1879, et j'ai l'honneur de le présider depuis 1881, depuis que M. Yvaren a cessé d'en faire partie.

C'est pourquoi je me permets d'appeler l'attention du Congrès sur les principaux *desiderata* de la loi.

*Comité départemental.* — Il serait nécessaire d'élargir l'action du comité départemental. Dans la pratique on ne le consulte que quand on y est obligé; on ne lui communique que les documents dont il est parlé à l'art. 19 du décret du 25 février 1877, rapports des commissions locales, des médecins inspecteurs, et rapport annuel de l'inspecteur départemental; la vérité est que c'est ce rapport seul, donnant un aperçu plus ou moins fidèle des travaux des commissions et des médecins, qui nous est soumis; on ne nous montre, on ne nous dit que ce qu'on veut.

On devrait consulter le comité sur toutes les difficultés d'application de la loi, sur tous les incidents de quelque gravité, et surtout sur l'emploi du crédit inscrit au budget départemental pour le service de la protection de l'enfance. Ce ne serait certes pas porter atteinte aux droits du Conseil général ; on agirait ainsi comme pour les commissions administratives des établissements hospitaliers départementaux.

Le comité n'a que le droit d'émettre des vœux, qui sont tantôt repoussés par le Ministre, tantôt repoussés par le Conseil général. Depuis dix ans nous avons demandé à ce dernier d'acheter des pèse-bébés et d'obliger les médecins à enregistrer chaque mois le poids de l'enfant, ce qui est le seul procédé permettant de constater scientifiquement la marche du développement de l'enfant. Nous ne l'avons pas encore obtenu.

Aussi qu'arrive-t-il ? C'est que les bonnes volontés s'éteignent; notre comité se réunit une fois par an, on est tout juste en nombre, on écoute plus ou moins le rapport de l'inspecteur, et on se sépare en ayant la conscience qu'on n'a rien fait pour le bien du service.

Il n'en était pas de même au début, quand notre initiative n'avait pas été étouffée par l'administration, qui a toujours peur qu'on ne veuille empiéter sur son autorité.

*Commissions locales.* — Il en est de même des commissions locales, qui ne fonctionnent bien que sur le papier. Je pourrais signaler plusieurs communes, où tout le travail des membres de ces commissions se borne à signer à domicile des procès-verbaux imaginaires.

Il est d'abord certaines communes, surtout les petites, où peu de personnes ont le courage de s'exposer aux rancunes des nourrices. Ensuite, on a exclu, sous couleur de politique et pour satisfaire certaines rancunes locales, presque tous les gens qui avaient le goût des œuvres de philanthropie. Les curés ne sont jamais convoqués ; c'est pourtant la loi. Il est juste de dire qu'un inspecteur départemental a proposé d'y placer de droit l'instituteur, qui a bien assez à faire ailleurs.

Je crois que ces commissions locales fonctionneraient vraiment et rendraient de vrais services, si elles étaient mieux recrutées, si on acceptait toutes les bonnes volontés (je les ferais nommer sur la présentation du comité départemental), si on leur donnait une certaine initiative et par suite une certaine responsabilité.

*Médecins inspecteurs.* — Les médecins sont le seul de tous les rouages qui fonctionne à peu près bien. Là encore nous voudrions des modifications : d'abord faire disparaître, autant que possible, toute la paperasserie. Il est une modification, qui avait été introduite par certains médecins inspecteurs, et par ceux-là qui précisément ont toujours fait le plus intelligemment leur service ; cette modification, nous désirerions qu'elle pût être introduite dans toutes les circonscriptions.

La première visite faite au domicile de la nourrice est indispensable ; elle permet de constater qu'elle a une installation suffisante, que sa santé est bonne, et de plus le médecin vérifie l'état de l'enfant au point de vue de son état général et de la syphilis. Mais les visites mensuelles ? Dans le Nord et l'Est, les populations sont agglomérées, et, en faisant la tournée de ses malades, le médecin fait facilement la visite des enfants soumis à sa surveillance. Il n'en est pas de même dans nos pays, où les habitations sont disséminées ; il est beaucoup de communes de Vaucluse, où il faut une journée bien remplie avec un cheval vigoureux pour visiter les enfants en nourrice ou en garde ; il en est d'autres où ça ne suffirait même pas, et les maigres indemnités octroyées à nos confrères nous paraissent dérisoires.

Nous croyons donc qu'il serait bon que le médecin fut autorisé à convoquer, une fois par mois, à la mairie, tous les enfants soumis à sa surveillance, en présence de la commission locale.

Quel est le but de la loi ?

La surveillance des nourrices, la bonne tenue des enfants.

Quel en est le critérium ?

La santé, la bonne mine des enfants, l'augmentation de poids.

Cette constatation faite à la mairie devant la commission aurait un caractère de solennité qui en imposerait aux nourrices ; il en résulterait entr'elles une certaine émulation qui ne pourrait avoir que d'heureux résultats.

On nous objectera peut-être les dangers causés par les intempéries des saisons ; mais c'est là une objection sans valeur, car les enfants vivent au dehors le plus souvent, et ce n'est pas un malheur ; le dérangement, la perte de temps ; on pourrait choisir le dimanche.

La visite faite à la mairie met le médecin en rapport avec les membres de la commission locale ; il peut leur donner des conseils, des instructions. C'est, en outre, le moyen de constater le bon fonctionnement des commissions.

Les médecins sont le rouage essentiel de la loi ; il faut leur faciliter leur tâche.

*Juges de paix.* — C'est un rouage sans utilité. Ils se bornent souvent à signer les registres qu'on leur apporte à domicile. Notre comité départemental a proposé de leur supprimer l'allocation demandée, et le Conseil général a approuvé.

*Inspecteur départemental.* — La législation de 1874 a voulu que les enfants assistés fussent soumis, comme ceux dont la famille est éloignée, à la loi sur la protection de l'enfance.

Je me demande si le rapprochement est exact et ce qu'ils avaient à y gagner, la surveillance étant parfaitement organisée pour eux. Les maires, les médecins inspecteurs, l'inspecteur départemental, la commission administrative de l'hospice dépositaire, veillent sur eux ; l'administration est leur famille, elle est toute puissante sur ce qui les concerne ; elle les place et les déplace selon leur intérêt ; le service est placé sous la haute main du préfet et du Ministre de l'intérieur. C'est cette assimilation qui a fait appeler l'inspecteur des enfants assistés à concourir à l'exécution de la loi de 1874 : le rapport de M. Roussel en fait foi, on a craint des conflits entre l'Inspecteur et les personnes chargées d'assurer la protection des enfants du premier âge.

Il y aurait tout intérêt à séparer les deux services, et à laisser l'inspecteur départemental à la surveillance des enfants assistés. Le comité départemental pourrait très bien s'en passer, si on lui rendait les attributions qu'avait prévues la loi.

En tous cas, on devrait toujours exiger que l'inspecteur fut docteur en médecine ; il a, en effet, le double rôle de centraliser tous les documents (et Dieu sait s'il y en a, et si on pourrait en supprimer !) et de contrôler le service médical.

Le comité départemental de Vaucluse avait eu une idée que je crois bonne, et que je me permettrai de vous indiquer ; c'était de réunir, une fois par an, tous les médecins inspecteurs, afin d'entendre leurs doléances et de connaître leurs idées sur les améliorations à introduire dans le fonctionnement de la loi.

C'était là comme les cahiers des médecins inspecteurs et il me semble que ce n'est pas cette année qu'on pourrait trouver notre idée mauvaise.

Ces réunions ont eu lieu déjà deux fois et ce travail n'est guère qu'un écho des discussions qui ont été soulevées.

En résumé, voici les propositions que j'ai l'honneur de soumettre à l'examen de mes collègues :

1°. *Comité départemental.* — Exécuter la loi, lui communiquer tous les documents ayant trait au service, par dessus tout lui laisser discuter, établir le budget de la protection, pour être ensuite soumis au Conseil général. Au point de vue du recrutement, à part les membres de droit, comme les deux conseillers généraux et les deux membres du conseil d'hygiène, je donnerais au comité le droit de présentation pour les quatre autres membres s'occupant d'œuvres charitables.

2°. *Commissions locales.* — Surveiller le recrutement (nomination sur la présentation du comité départemental), augmenter leur initiative.

3°. *Service médical.* — Diminuer le nombre des états à remplir, s'en tenir au bulletin mensuel, autoriser les médecins à faire convoquer, une fois par mois, les nourrices et les nourrissons à la mairie, avec la commission locale.

4°. *Juges de paix.* — Leur rôle dans l'application et le livret, à supprimer.

5°. *Inspecteur départemental des enfants assistés.* — Son rôle n'est pas considérable dans l'esprit de la loi Roussel, telle qu'elle a été conçue; le maintenir dans ce rôle; il y aurait lieu d'exiger qu'il fût docteur en médecine.

6°. *Réunions annuelles.* —Autoriser le comité départemental à réunir, quand il le jugera opportun, une fois par an, je suppose, tous les médecins inspecteurs.

Imprimerie Edmond Monnoyer.

174

# PUBLICATIONS DES « ANNALES ÉCONOMIQUES »

Congrès d'hygiène. 1 fort volume in-8 de 1200 pages............ 15 fr. »

Congrès d'assistance publique. 2 forts volumes in-8 de 700
   à 800 pages chacun................................. 20 fr. »

Congrès des habitations à bon marché. 1 vol. de 200 pages. 4 fr. »

Congrès contre l'alcoolisme. 1 vol. in-8 de 100 à 150 pages. 3 fr. »

Congrès colonial. 1 volume in-8 d'environ 320 pages......... 6 fr. »

Congrès des œuvres et institutions féminines.

Congrès des sciences géographiques. 3 forts volumes in-8.

Congrès de l'intervention des pouvoirs publics dans le prix des
   denrées.

Congrès de l'intervention des pouvoirs publics dans les condi-
   tions du travail.

Congrès de l'intervention des pouvoirs publics dans l'émigration
   et l'immigration.

Congrès monétaire, 1 volume...................... 7 fr. 50

Congrès des comptables......................... 3 fr. 50

Congrès de la propriété foncière................. 3 fr. 50

Congrès de sauvetage.

La question monétaire en 1889, par Ad. Coste............. 3 fr. 50

# Le TARIF des DOUANES FRANÇAISES et COLONIALES
## Pour 1889

Le Tarif des Douanes Françaises et Coloniales contient les ren-
seignements fiscaux indispensables aux commerçants et aux industriels. Ce
volume de 400 pages peut, en raison de son format, être consulté commodé-
ment; la division par chapitres facilite les recherches; il renferme l'indication
des taxes en vigueur, les règlements appliqués en France, en Algérie, en
Corse, en Tunisie, dans les colonies françaises et les pays protégés.

La Direction des *Annales Économiques* en publie une édition revue et
corrigée tous les ans.

**Prix.......... 3 fr. 50**

# LES SCIENCES BIOLOGIQUES EN 1889
## MÉDECINE, HYGIÈNE, ANTHROPOLOGIE, SCIENCES NATURELLES, ETC.

*Publiées sous la direction de :*

MM. Charcot, Léon Colin, V. Cornil, Duclaux, Dujardin-Beaumetz, Gariel,
Marey, Mathias Duval, Planchon, Topinard, Trélat, Dr H. Labonne et
Egasse, secrétaires de la rédaction.

## DEUXIÈME LIVRAISON

Sommaire de la 2ᵉ livraison : Chimie médicale et biologique, par Ed. Egasse.—L'Anthro-
pologie à l'Exposition de 1889, par le Dr Paul Topinard.—Les Races exotiques à Paris,
les Angolais (avec photogravures), par J. Deniker.—Les Eaux minérales en France
avant 1789, et de 1789 à nos jours, par Barthe de Sandfort.—Études microbiologiques.
Morphologie générale des bactéries, avec de nombreuses figures, par le Dr H. Dubief.—
Coup d'œil historique sur les idées dominantes en zoologie, depuis l'antiquité jusqu'à nos
jours, par le Dr H. Labonne.—Considérations sur l'hygiène infantile ancienne et moderne
(avec un grand nombre de figures), par les Drs Auvard et Pingat.

Cette publication formera un magnifique volume in-8 grand jésus, imprimé
à deux colonnes, de plus de 1000 pages, orné d'un nombre considérable de gra-
vures dans le texte; elle paraîtra par livraisons bimensuelles de 32 pages.

**Prix de la livraison................. 1 fr. 25**

L'ouvrage complet formera de 25 à 30 livraisons; on peut s'inscrire dès
maintenant au prix de **30 francs**.

Le prix de l'ouvrage complet sera augmenté, pour les non-souscripteurs,
après l'achèvement de la publication.

**Adresser les demandes** : A M. le Directeur de la *Librairie scientifique et
Économique*, 4, rue Antoine-Dubois, PARIS.

# LES ANNALES ÉCONOMIQUES

5ᵉ Année — Tome X

**La Revue paraît le 5 et le 20 de chaque mois**

## CONDITIONS D'ABONNEMENT

Paris : Un an, **20** fr.; Départements : Un an, **22** fr.; Étranger : Un an, **24** fr.

**Prix du numéro, 1 fr. 50**

**Les Abonnements partent du 5 de chaque mois**

On s'abonne sans frais dans tous les Bureaux de poste de France et de l'Union postale.

*Ce Recueil est honoré de Souscriptions des Ministères du Commerce et de l'Industrie, de l'Agriculture, de la Marine et des Colonies, du Conseil municipal de Paris, des Grandes Administrations de l'État et des Principales Écoles de commerce de France et de l'Étranger ; il figure également dans les Grandes Bibliothèques et dans les Cercles.*

**Armand MASSIP,** *Directeur-Gérant ;*

**Émile BERR,** membre de la Société d'économie politique, *Rédact. en chef*

**Louis MAGNÉ,** *Secrétaire de la Rédaction.*

## COMITÉ DE RÉDACTION :

MM.

BARBE, député; BARBEY, ✳, sénateur; Léon BOURGEOIS ✳, BURDEAU, ✳, député; E. CHABRIER, O ✳, administrateur de la Compagnie générale transatlantique; G. COMPAYRE, ✳, Paul DESCHANEL, député; Léon DONNAT, O ✳, membre du Conseil municipal de Paris; Eugène ETIENNE, Félix FAURE, ✳, députés; Fernand FAURE; FOURNIER de FLAIX, publiciste; GERVILLE-REACHE, député; ISAAC, sénateur; JAMAIS, député; JAURÈS; JOURDAN, ✳, directeur de l'École des Hautes Études commerciales; de LANESSAN et A. PRADON, députés; Arthur RAFFALOVICH, O✳, publiciste; Jules RUEFF, ✳, armateur; SABATIER; Yves GUYOT, député; E. LEVASSEUR, membre de l'Institut.

CORRESPONDANTS ÉTRANGERS :

MM.

V. MATAJA, professeur à l'Université de Vienne (Autriche); Van HOUTEN, membre de la deuxième chambre des États Généraux de la Haye; J. WEILLER, ingénieur aux charbonnages de Mariemont et Bascoup (Belgique).

Les **Annales Économiques** contiennent :

Des études inédites émanant des écrivains les plus autorisés, sur toutes les questions d'économie politique et sociale ;

Une analyse et un commentaire des principaux articles de revues, de journaux et de documents officiels ayant trait à l'économie politique ;

Une revue générale de tous les faits économiques de la France et de l'Étranger ;

Une chronique du mouvement financier : Budgets, Banques d'État, Établissements de crédit, Émissions, Chemins de fer, Affaires industrielles ;

Une revue des Livres, des Congrès, des Sociétés et des Conférences.

Les **Annales Économiques** paraissent en livraisons de 100 pages; elles forment donc un volume de 1,200 pages, chaque semestre.

Grâce au prix très modique de l'abonnement, elles constituent le plus avantageux des ouvrages de vulgarisation économique qui ait été créé jusqu'ici.

**RÉDACTION ET ADMINISTRATION :**

*Place de l'École-de-Médecine, 4, rue Antoine-Dubois, PARIS*

Le Mans. — Typographie Edmond Monnoyer.

www.ingramcontent.com/pod-product-compliance
Lightning Source LLC
LaVergne TN
LVHW052331060726
842524LV00018B/2927